$T_e{}^{134}_{43}$

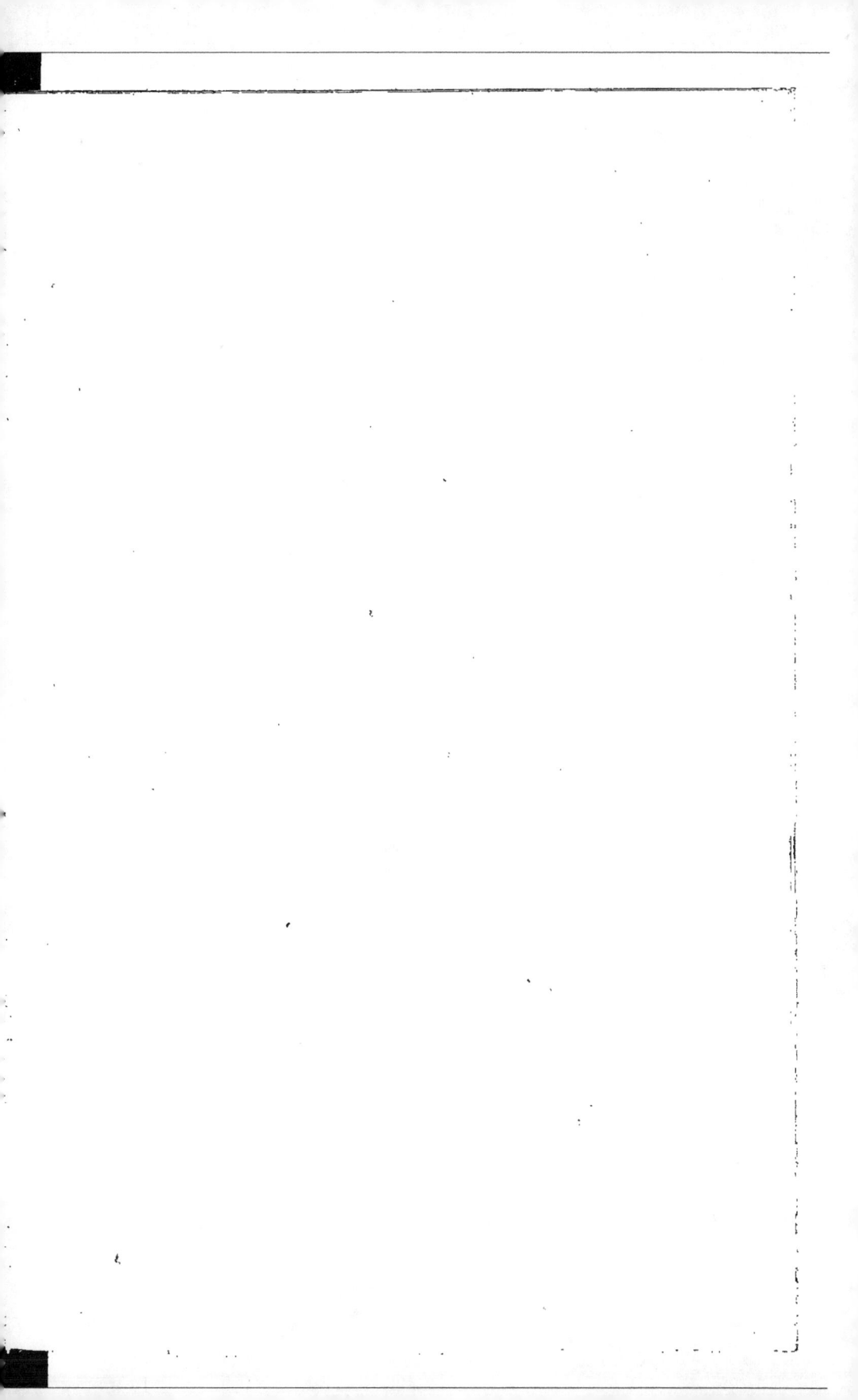

Te^{134}_{43}

MANUEL

HOMOEOPATHIQUE

A L'USAGE DES FAMILLES

645. — PARIS. TYP. CH. BONNET ET Cᵉ, RUE VAVIN, 42.

MANUEL

HOMOEOPATHIQUE

A L'USAGE DES FAMILLES

SUIVI

DE LA LISTE ET DES PROPRIÉTÉS DES MÉDICAMENTS BRÉSILIENS ET AUTRES,
DE L'ÉCOLE DU DOCTEUR MURE.

OU

ALGÈBRE HOMŒOPATHIQUE

MISE A LA PORTÉE DE TOUT LE MONDE

PAR

MADAME VEUVE LIET

Élève et collaboratrice du Dr MURE en Égypte, en Italie et en France

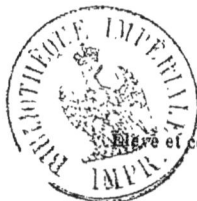

GÊNES

VIA GALATA CASA PONTE

NUMÉRO 4, PORTE 3.

MDCCCLXI

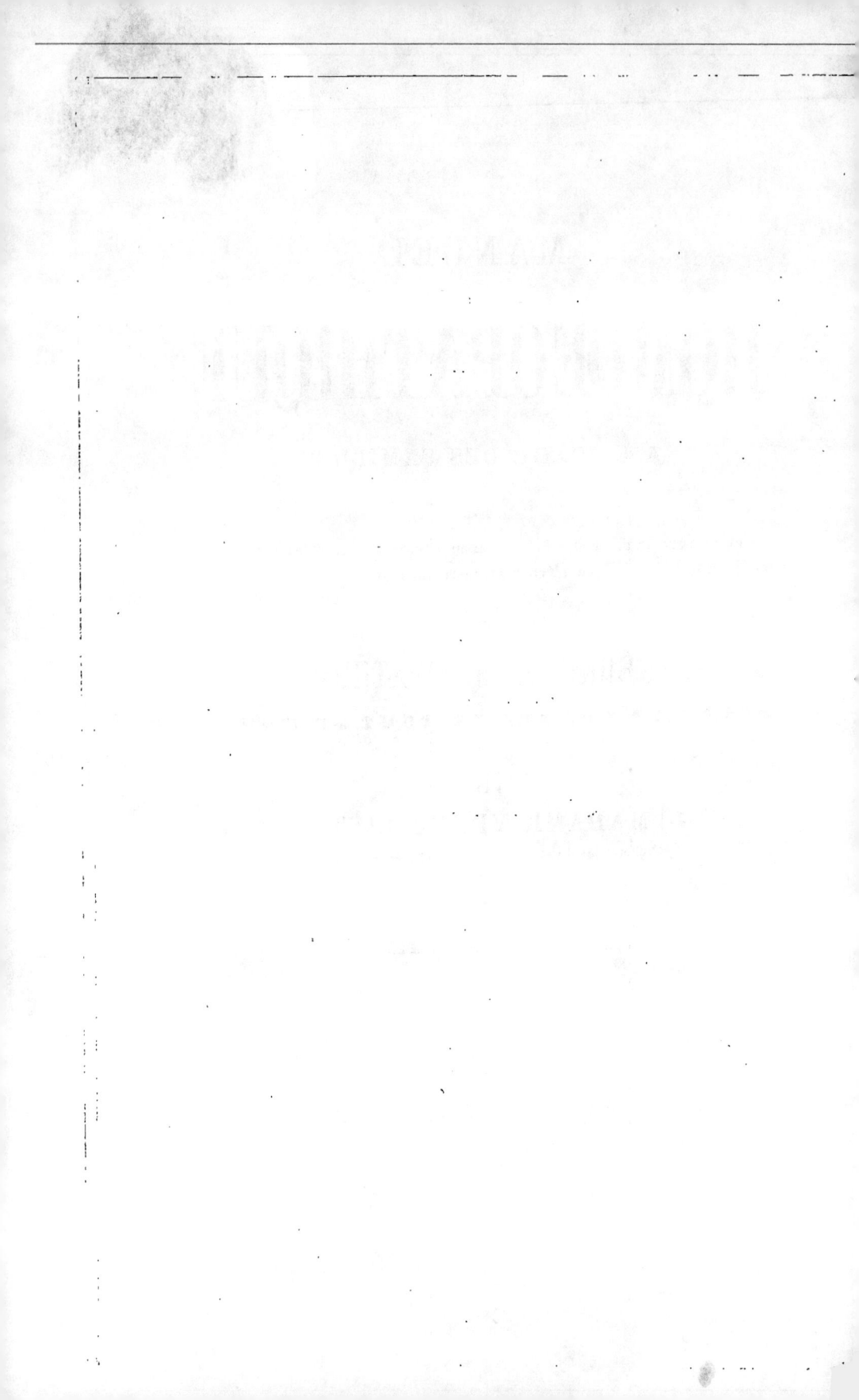

MANUEL

HOMŒOPATHIQUE

A L'USAGE DES FAMILLES.

I

Introduction.

Une nouvelle médecine découverte au commencement de ce siècle par le docteur Samuel Hahnemann, a changé complétement la face de l'art de guérir, et remplacé par des bienfaits réels les promesses mensongères de la vieille science.

Jenner, en introduisant la vaccination en Europe, avait trouvé le moyen de prévenir une seule maladie, la petite vérole ; Hahnemann, bien plus grand et bien plus heureux, a trouvé une loi générale qui donne le moyen de prévenir et de guérir toutes les infirmités humaines, et qui, par la volonté de Dieu, doublera, triplera même pour les générations nouvelles la durée de la vie terrestre.

Il est en effet remarquable que les animaux vivent ordinairement sept et huit fois plus de temps qu'ils n'en mettent à prendre toute leur croissance; et suivant cette loi, l'homme, qui n'est parfaitement développé qu'à vingt-cinq ans, pourrait atteindre communément deux cents ans. Telle est l'opinion du célèbre Hufeland, le premier praticien de notre siècle, et médecin de confiance de la famille royale de Prusse pendant soixante ans. Si donc la durée moyenne de la vie des hommes dépasse à peine trente ans, ou le sixième de la vie normale; si, d'un autre côté, les ravages de la peste, du choléra, des fièvres intermittentes, de la phthisie, de l'épilepsie et de toutes les maladies chroniques, n'ont pu être arrêtés jusqu'ici, c'est que la science médicale était basée sur des principes faux et ne répondait pas à son but véritable.

Les médecins et les philosophes arabes avaient, il est vrai, émis depuis plusieurs siècles les notions les plus justes sur une médecine plus efficace; ils avaient reconnu que l'organisation humaine n'est point soumise aux lois de la pure matière, ils avaient proscrit l'emploi des mélanges de drogues diverses, ils voulaient de petites doses.

Encore aujourd'hui les peuples de l'Égypte et du Soudan ne veulent pas de remèdes composés ; ils emploient, pour traiter leurs maladies, les sucs des herbes.

La race arabe a eu de tout temps les idées les plus saines en médecine. Dès qu'un homme tombe malade, parmi les Bédouins, on lui dresse une tente à part, on l'isole du reste de la tribu, et, par un traitement simple et efficace, on le guérit en peu de temps.

C'est une leçon pour les docteurs de l'Europe qui ont imaginé la funeste pratique de réunir des milliers de malades dans un même hôpital, de sorte que les miasmes produits par tous ces corps infects font périr bien des malades qui eussent guéri facilement en restant dans leur demeure, et communiquent des maladies souvent mortelles aux gens bien portants qui les visitent.

D'autres fois il se produit dans les hôpitaux des fièvres typhoïdes qui ravagent toute une ville, toute une contrée, comme il est arrivé en Europe en 1813.

Enfin, Dieu a pris en pitié les maux de l'humanité. Un médecin allemand a découvert une loi pratique qui généralise les vieilles conceptions de la sagesse arabe, et renverse tous les principes du vieil art meurtrier d'Hippocrate et de Galien. Les allopathes ou anciens médecins n'essayaient les médicaments que sur les malades pauvres ; les homœopathes, plus dévoués, les expérimentent sur eux-mêmes. Les allopathes mélangent un grand nombre de drogues et les administrent à grandes doses ; les homœopathes n'en donnent qu'une très-petite d'un seul médicament. Enfin les allopathes donnent les médicaments suivant la loi des contraires, et les homœopathes suivant la loi des semblables.

Hahnemann, en effet, a reconnu qu'en donnant un médicament contre un mal, c'est-à-dire des boissons froides pour combattre la chaleur, des purgatifs pour faire cesser la constipation, des frictions pour nettoyer la peau, et en se servant d'autres moyens pareils, on ne guérissait jamais la maladie, mais qu'on ne faisait que pallier ses effets, la rendre incurable et précipiter la mort des malades. Il établit, au contraire, que les symptômes de la maladie indiquent la tendance de la nature; qu'on doit l'aider au lieu de la combattre, et que l'unique moyen de guérir et de prévenir le mal est d'agir par la loi des semblables, c'est-à-dire de donner au malade un médicament qui a produit chez l'homme bien portant les mêmes symptômes que l'on observe chez le malade. C'est ainsi que la vaccine prévient la petite vérole, parce qu'elle produit une éruption cutanée de même nature. Le soufre produit les phénomènes de la gale, le mercure de la syphilis, le quinquina ceux de la fièvre intermittente. En un mot, les médicaments efficaces ne guérissent que par la loi de similitude, et la véritable médecine devait être basée sur elle.

C'est pour l'avoir méconnue que, depuis tant de siècles, les médecins *chrétiens* ont fait périr tant de milliers de malades et détruit la vigueur des générations européennes.

Tels sont les progrès immenses que la médecine vient d'accomplir; mais la vie d'un homme ne pouvait suffire à mettre en ordre de si vastes travaux. Les œuvres de Samuel Hahnemann étaient un chaos qui effrayait ses disciples les plus zélés. Les expériences faites sur l'homme sain étaient disséminées dans un grand nombre de volumes, et la plupart des médicaments avaient produit des milliers de symptômes sans connexion, que la mémoire ne pouvait retenir, et que l'intelligence ne pouvait classer. Tel est l'obstacle presque infranchissable qui arrêtait l'extension du nouvel art depuis soixante ans.

Parmi les disciples d'Hahnemann, il s'est trouvé enfin un génie que Dieu avait préparé pour l'accomplissement de cette grande œuvre. Le célèbre docteur Mure, né à sept mois avec le quart d'un poumon, a résolu le grand problème qui intéressait toute l'humanité, et étendu dans les quatre parties du monde sa double mission médicale et sociale.

Hahnemann avait dit : Guérissez-vous par la loi des semblables ; mais comment appliquer la loi des semblables dans le chaos ? Quel est le semblable quand vous vous bornez à un nombre limité de médicaments dans des milliers de symptômes ? Qui vous dit, à vous qui parlez sans cesse d'un nombre quelconque de vingt-cinq, de cent médicaments, que celui qui doit guérir n'est pas le vingt-sixième ou le cent et unième, dont vous ignorez non-seulement les effets mais l'existence ? C'est un cas de conscience, un devoir sacré pour tout médecin de se pénétrer de l'importance du dépôt que Dieu lui confie, la vie de ses semblables.

Le docteur Mure a vu l'écueil, et il n'était pas homme à rester dans cette cruelle alternative, ou de renoncer à cette œuvre ou de se borner dans les limites étroites de ce petit cercle. C'est alors qu'il conçut le germe de l'algèbre homœopathique, et vingt années ont à peine suffi pour arriver à condenser dans une petite formule des sympômes innombrables et à donner le moyen rigoureux et méthodique de choisir le médicament qui convient le mieux dans chaque maladie. Telle qu'une lumière, cette science éclaire les trésors enfouis dans les œuvres d'Hahnemann.

En s'éclairant sans cesse de ces formules et en pratiquant, d'après elles, pendant douze ans de suite, en France, en Italie, dans la Nubie, l'Abyssinie et le Soudan, l'auteur de cet avertissement a eu les plus grands succès.

Un bon diagnostique lui fut sans doute un guide précieux ; qu'aurait-elle pu, ceependant, sans les médicaments brésiliens du docteur Mure, sans cette vertu toute spéciale qu'ils doivent, en partie, à une préparation particulière par les machines de son invention ; sans

les formules, enfin, qui en déterminent le choix?
Je le répète, l'algèbre homœopathique seule conduit sûrement au choix du médicament qui convient le mieux dans tel cas de maladie. C'est
donc un devoir pour tous les médecins consciencieux de la connaître et de s'en servir; un devoir pour moi de les y aider. L'homme à la fois
grand de génie et de caractère, dont j'ai reçu,
transcrit et pratiqué les leçons sous ses yeux,
durant de longues années, bénira de là-haut
ce premier effort pour propager le bien qu'il a
fait ici-bas, en attendant que puissent se pu-
blier et sa vie et toutes ses œuvres.

Qu'on me permette, pour terminer cette in-
troduction, quelques mots seulement sur la car-
rière extraordinaire de cet apôtre de l'humanité, en attendant que sa vie et ses œuvres
s'impriment.

Le docteur Mure, guéri en 1833 d'une phthisie pulmonaire très-avancée, par le comte Sé-
bastien Des Guidi, introducteur de l'homœopathie en France, voua dès lors toute son activité
à la propagation du nouvel art, et dépensa une
fortune patrimoniale de plus de cinq cent mille
francs à cette œuvre humanitaire.

Il propagea d'abord l'homœopathie en Sicile

et à Malte. En 1837, il ouvrit le magnifique dispensaire de Palerme, qui est un des plus beaux de l'Europe, et qui plus tard fut converti en académie royale de médecine homœopathique.

En 1839, il fonda, à Paris, le grand dispensaire de la rue de la Harpe, où il reçut, avec ses collaborateurs, plus de mille malades par semaine. En moins d'un an, le nombre des homœopathistes parisiens, qui était à peine de douze à quinze, arriva à près d'un cent. Il avait à cette époque quatre journaux à sa disposition.

Le 12 décembre 1842, il ouvrit un institut d'homœopathie pure au Brésil, fonda à ses frais une école où douze professeurs enseignèrent toutes les branches diverses de l'art de guérir compatibles avec la doctrine de Hahnemann. Cette école donne des diplômes qui, malgré l'opposition du gouvernement brésilien, sont acceptés par toute la population, et dont la magistrature brésilienne a reconnu la validité dans le principe. Chaque fois qu'un malade mourait pendant un traitement homœopathique, les homœopathistes qui en étaient chargés étaient accusés d'empoisonnement et emprisonnés, mais tous furent acquittés unanimement par les juges, et bientôt la cause de la liberté fut acquise dans toute l'Amérique du Sud. Vingt-cinq dispensaires furent fondés dans la seule province de Rio de Janeiro, et cinquante dans le reste de l'empire. Des missions habilement dirigées portèrent l'homœopathie à Bahia et dans le reste du Brésil.

Un ouvrage intitulé : *Pratica elementar da homeopathia*, fut tiré à plus de dix mille exemplaires et popularisa l'homœopathie dans les plantations de cannes à sucre, où la santé des nègres fut sensiblement améliorée. La mortalité des nègres était, jusqu'en 1842, de dix pour cent ; aujourd'hui, partout où l'homœopathie pénètre, elle balance entre deux ou trois pour cent.

Ainsi le Brésil, qui ne peut être cultivé que par des nègres, et qui aurait disparu du rang des nations par la suppression de la traite, a échappé à une crise terrible, et aujourd'hui il renonce volontairement à l'importation des nègres africains, puisqu'il est sûr de la conservation de ceux qui naissent dans son sein.

La mortalité de Rio, qui était, en 1842, de 7,294, a descendu à 4,455. Pour la première fois, cette plage mortelle aux Européens, a vu, après trois cents ans, les naissances égaler le chiffre des morts.

Le docteur Paitre, dans le *Journal d'Avignon* de juin 1854, écrivait : « Il suffit, pour
« apprécier l'œuvre du docteur Mure au Brésil,
« de noter que, pendant six ans, il a reçu de
« sa clientèle de deux à trois mille francs par
« jour, et qu'il est retourné pauvre en Europe.
« Ce qu'il a dépensé de talent et d'activité dans
« la polémique des journaux et la propagande,
« est incalculable. »

Plus de cinq cents élèves formés par lui pratiquent aujourd'hui l'homœopathie dans toute l'Amérique du Sud.

Voici les noms des premiers médecins qui ont répondu à son appel : Duque Estrada, — Goma e Castro, — V.-J. Lisboa, — J.-V. Martins, — Fr. Alvez de Moura, — Duarte Mocira, — Bicardo Costa, — Ackermann, — Le Pastor, — Ildefonso Gomès, — Noquiera, — Lemos, — Cochrane, — Proença, — L.-A.-D. Castro, — Bimont, — J.-B. Pereira, — F. Lourès Souza, — Cesario, etc.

A Bahia : Chedifer, — Rouen, — Laperrière, — Mello Moirès, — Corrigé, — Sabino Olegarro.

En 1828, il recommençait une nouvelle propagande à Paris. Le nombre des homœopathistes, qui arrivait à peine à une centaine, fut doublé en trois ans, et l'homœopathie portée à un haut degré de prospérité.

Il publia dans cet intervalle plusieurs de ses œuvres. Le *Médecin du peuple* fut tiré d'abord à cinquante mille exemplaires, et à trente mille la seconde édition. Malgré ce tirage énorme, il est impossible aujourd'hui d'en trouver en France un seul exemplaire chez les libraires.

J'en ai vu payer un au Caire vingt-cinq francs. Je ne m'étends pas sur l'*Armanase, ou l'Organon de la sociabilité humaine*, qui résout, conformément aux principes de l'homœopathie, le grand problème de l'organisation des sociétés, etc. En 1852, le docteur Mure a répandu l'homœopathie à Alexandrie, au Caire et dans la haute Égypte. Le docteur Poli, M. de Gottberg et M. Alazia furent convertis par lui à cette époque.

Il pénétra dans l'intérieur de l'Afrique, indiqua le véritable cours du Nil supérieur et la direction de ses sources.

Il popularisa, dans le Soudan égyptien, l'homœopathie, et guérit les dyssenteries qui décimaient les troupes égyptiennes dans ce pays. Taïl Effendi, un de ses élèves, guérit du premier coup dix-sept malades atteints de cette terrible maladie, qui jusqu'alors n'avait épargné personne. Tous les Européens se sont initiés au nouvel art.

Il avait résolu de fonder, sur le fleuve Blanc, une colonie humanitaire d'après les principes de son Armanase, où l'homœopathie offrait de grandes ressources pour attirer les indigènes; mais, le 21 janvier 1853, il fut assassiné lâchement, et n'échappa qu'après une longue maladie aux suites de cet attentat.

En 1854, il retourna en Europe. Il fonda à Gênes un grand institut. Au choléra de cette ville, il traita avec ses disciples huit cent soixante-quatre cholériques, sur lesquels il en perdit soixante-quatorze, tandis que les autres en perdirent soixante pour cent. Le nom de tous les malades traités fut publié *in extenso*, et par cette publicité, que les allopathes n'ont pu contester, cette nomenclature a acquis l'évidence d'un fait incontesté. En outre, sur dix mille préservatifs, il n'y eut que deux atteintes et aucun cas de mort. A Gênes aussi, il eut beaucoup à souffrir des persécutions ouvertes des médecins officiels. Sa vie fut menacée, et il dut fermer son dispensaire. C'est alors qu'eut lieu cette émeute dont M. Piort a parlé dans le *Journal de la Société gallicane*. (Séances du

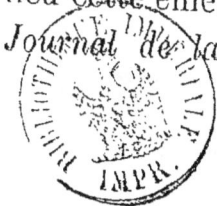

congrès, juillet 1855.) Le peuple se porta par deux fois sur le palais municipal, en criant : *L'Homœopathie ou la mort*. Le gouvernement dut faire venir des troupes de Turin et mettre sur pied des forces imposantes contre cette révolution idéale et scientifique.

Tant de fatigues épuisèrent les dernières forces du docteur Mure, qui depuis lors renonça à toute activité. Deux hivers rigoureux en Europe le déterminèrent à retourner en Égypte. Sa présence seule suffit à ranimer le mouvement de la propagande à Alexandrie ; cinquante personnes au moins assistaient à ses cours, dernières étincelles intellectuelles que ce génie laissa dans ce monde. Il s'est éteint au Caire.

Nécrologie du Dr Mure, par le *Télégraphe* de Bruxelles, du 15 juin 1850 :

« Un des plus grands génies du siècle, le docteur Mure, ainsi caractérisé par Broussais, vient de s'éteindre sur les bords du Nil, emporté par le kramsin, le *froid* du désert.

« Né à Lyon, à sept mois, le docteur Mure, a réalisé de plus grandes choses que les hommes les mieux constitués : c'était, pour ainsi dire, une intelligence incorporelle détachée de la ma-

tière, comme ces anachorètes du désert passés
par les macérations à l'état de prophètes. Il a
vécu quarante-neuf ans dans cet état par les soins
et les conseils du grand Hahnemann, l'inventeur
de l'homœopathie, à laquelle il a consacré son
existence et sa fortune par reconnaissance, en
entreprenant de la propager dans les quatre
parties du monde.

« Il a fondé plus de cent dispensaires dans
l'Amérique du Sud, en Italie, en Sicile, en
Égypte, en Nubie, et jusqu'au Soudan, où il fut
aidé, soutenu et défendu par une sainte et forte
femme, Mme Liet, de Valenciennes, qui, après
avoir été son élève, est devenue son collègue en
sciences ; ils possédèrent entre eux quatorze
langues étudiées à fond par la méthode du sa-
vant Jacotot.

« Mure était à la fois, comme les grands génies du moyen âge, un ingénieur, un poëte, un
inventeur, un publiciste, un colonisateur, un
philosophe chrétien, servant l'humanité et mé-
prisant les hommes, avare pour lui, et dépen-
sant une grande fortune à soulager et éclairer
le monde, qui l'a méconnu, repoussé, calomnié,
abandonné, comme tous les précurseurs et fau-
teurs de quelque vérité nouvelle. Il n'est donc

pas étonnant que les autorités du Caire n'aient pas même envoyé un janissaire à son enterrement : ce qu'on accorde au dernier des médecins a été refusé au premier.

« Mure est mort au milieu des préparatifs d'un voyage qu'il allait faire au Brésil, où il était rappelé comme un Messie au sein de l'école homœopathique, aujourd'hui florissante, qu'il y avait fondée. Il allait retrouver à Rio la belle propriété qui lui appartient, quand il s'est éteint sans effort et sans souffrance ; car il avait épuisé la capacité de souffrir depuis le jour de sa naissance.

« Jamais, dit sa courageuse compagne, il ne fut plus lucide, plus éloquent, plus prophète, enfin, que dans ses derniers moments.

« Sur sa pierre tumulaire on a gravé en français et en arabe :

TRANQUILLE ENFIN
D'ICI EST PARTI LE DOCTEUR MURE
POUR UN MONDE MEILLEUR,
CE 4 MARS 1858.

« Mure était un de ces esprits supérieurs que Dieu délègue de loin en loin sur la terre pour éclairer l'humanité. Mure fut un des premiers

spiritualistes de notre époque ; il répétait souvent : *L'homme croit marcher, mais Dieu le mène.*
Mure était un des présidents de la première *So-*
ciété des inventeurs français. Il a laissé beaucoup d'écrits empreints d'une originalité et d'une
indépendance de pensée bien rares, au Brésil et
dans tous les pays où il a séjourné, dans
l'intérêt de sa double mission médicale et
sociale.

« Les deux Organons d'Hahnemann et de Jo-
bard ne l'ont jamais quitté. « L'un, disait-il, est
« la pharmacopée de l'humanité, l'autre celle
« de la société. »

« Sa famille, qui habite Lyon, sera fort éton-
née d'apprendre qu'elle vient de perdre un
grand homme. »

Quant aux réformes préconisées par le docteur Mure, elles embrassent la théorie, la pratique et la propagande de notre art : je ne puis
les indiquer qu'en peu de mots.

En *physiologie* il admet en nous un principe
créateur qui, sous les stimulus des aliments et
des impressions, produit le tissu de tous nos
organes. Cette conception originale, longuement développée dans son *homœopathie absolue*

lithographiée, mérite toute l'attention des médecins et des philosophes. Elle exclut complétement toute idée d'assimilation matérielle.

En *pathologie* le docteur Mure admet, comme Hahnemann, que les maladies ne sont en réalité que des assemblages de symptômes ; mais il ajoute que ces symptômes doivent être enchaînés selon leur ordre d'apparition, et il déclare dépourvu de toute valeur le symptôme qui a perdu sa filiation chronologique.

C'est d'après ce principe qu'il a publié les trente-six expériences pure de sa Pathogénésie brésilienne.

En *thérapeutique*, il a inventé une méthode toute mathématique, et qu'il nomme *algèbre médicale*, par laquelle il conduit le praticien de l'expérience pure au traitement des maladies. Nous nous servons depuis longues années, avec un avantage évident, des tables de logarithmes dans lesquelles il a réuni tous les matériaux connus de la matière médicale. D'après ce système, chaque histoire de maladie régulièrement décrite, amène inévitablement le choix d'un *seul* et unique médicament.

En *posologie*, le docteur a également des règles positives qui, pour chaque cas morbide, désignent rigoureusement la dilution convenable ; et, grâce à cette théorie, on prévoit et on évite les aggravations médicales. Du reste, l'appréciation appartient aux médecins ; ils peuvent ne pas être exclusifs pour certains cas et certains pays ; moi-même j'ai dû enfreindre cette règle plusieurs fois au Caire.

En *pharmacopée*, il a fait construire de puissantes machines en porphyre qui réduisent en poudre impalpable le liége, la limaille de fer, la noix vomique et même l'*éponge crue*. Six de ces machines fonctionnent aujourd'hui en Europe et en Amérique.

Quant aux succussions, il insiste avec énergie pour qu'elles soient faites dans des flacons dont l'air ait été soustrait.

Il évite ainsi l'oxydation des médicaments et il obtient un choc beaucoup plus énergique contre les parois de la bouteille.

Tous ces procédés sont décrits dans sa Pathogénésie brésilienne.

II

Des similitudes symptomatologiques et de la rédaction des histoires de malades.

Chercher, comme le dit Hahnemann, *la contre-image de la maladie et appliquer le médicament qui la produit*, offrait souvent des difficultés et nécessitait une lenteur dont il importait de triompher.

Le docteur Mure a établi que la similitude symptomatologique a trois termes : la localité dans laquelle se présentent les symptômes, l'ordre dans lequel ils se développent, enfin leur intensité propre.

D'où il résulte que chaque histoire de malade doit être, avant tout, rédigée chronologiquement, et son résumé algébrique exprimer, selon l'ordre d'apparition, tous les différents symptômes dont le malade a pu être affecté. Nous guérissons ainsi, dit-il, comme par en-

chantement, des états morbides rebelles à tout
traitement, lorsque nous savons qu'ils doivent
leur origine à un violent chagrin, à une chute,
à des éruptions cutanées, à une insolation, à
une asphyxie ; et, dans ce cas, il ne suffira pas
que le médicament produise le symptôme ori-
ginel, il faudra qu'après lui il représente tous
les symptômes subséquents, et enfin, l'état
présent. Gross nous avait offert déjà plusieurs
exemples de guérisons opérées dans des circonstances où de longs insuccès l'obligèrent
seuls à faire un examen plus approfondi des
antécédents ; et aujourd'hui tout commençant
en homœopathie peut atteindre du premier
coup à ces beaux résultats qui semblaient le
privilége des esprits d'élite.

Il est bien entendu qu'en remontant à l'origine d'une affection, on évite de tenir compte,
dans la formule algébrique, des fièvres légères,
rhumes, indigestions et autres indispositions
purement accidentelles qui ne se reproduisent
pas d'une manière significative et qui, après
leur guérison ont laissé le sujet dans le même
état qu'avant leur invasion.

Les symptômes qui méritent de figurer, sont
ceux qui ont signalé une décadence visible dans

la santé du malade, qui ont précédé quelqu'une
de ces grandes maladies sans cause en appa-
rence, mais dues en réalité à leur disparition
prématurée, et qui marquent une de ces crises
fatales qui font époque dans la mémoire de
tous les malades.

La formule algébrique, résultat d'une histoire bien rédigée, deviendra ainsi tout à fait
analogue à une de celles que comprend notre
répertoire des formules algébriques, à la gau-
che desquelles est le nom des médicaments qui
leur correspondent [1].

---

[1] Voir, pages 42 et 43, un modèle de rédaction d'histoire de
malade.

III

Manière de préparer les médicaments.

Toutes les manipulations où le feu est employé, diminuant la force médicinale, on les remplace par le broiement et les secousses. La trituration se fait par des mortiers de porphyre ou, à défaut, de porcelaine, et de petites spatules d'argent et d'ivoire pour détacher les particules adhérentes aux parois du mortier. Les dilutions demandent des fioles de verre contenant à peu près six cuillerées d'eau bien pure et bouchées du meilleur liége.

On prend 5 centigrammes (1 grain) de la substance médicale à préparer, si elle est solide; une goutte, si elle est liquide. On l'incorpore à 99 autres grains de sucre de lait convenablement purifié et on la triture avec soin pendant une heure, en détachant, à des intervalles réglés, les parties adhérentes au mortier. Un

grain de cette préparation est mêlé à 99 autres
grains du même sucre et trituré avec les mêmes
précautions ; on a ainsi la deuxième trituration.
Enfin un grain de la deuxième trituration, broyé
également pendant une heure avec 99 grains de
sucre, fournit la troisième trituration, dans
laquelle il n'existe plus qu'un dix-millième de
grain de la substance employée dans le principe.

Après cela, comme il faut encore atténuer,
on a recours aux dilutions. On dissout un grain
de la troisième trituration dans 50 gouttes
d'eau distillée, parce que le sucre de lait se dissout mal dans l'esprit de vin (alcool) ; on se-
coue avec force 100 fois et on a la quatrième
dynamisation. Une goutte de celle-ci dans une
fiole avec 99 gouttes d'alcool, forme la cin-
quième dynamisation, et ainsi de suite jusqu'à
la trentième dynamisation, qui devient néces-
saire dans certains cas.

Il est des substances tellement tenaces
qu'elles ne peuvent se réduire en poussière
par la force du poignet ; la machine à trituration et une autre à succussion y suppléent,
cette dernière peut secouer 50 ou 60 fioles
à la fois.

On n'emploie l'alcool au lieu d'eau, que parce qu'il a la propriété de se conserver indéfiniment dans des bouteilles bien bouchées, tandis que l'eau s'altère au bout de quelques jours.

Si l'on veut avoir tous ses médicaments sous une forme solide dans une petite pharmacie de poche, on imprègne dans quelques gouttes de la matière médicale quelques grains de Nonpareille préparés avec de l'amidon, de la gomme arabique et du sucre de lait. On renferme ensuite ces globules dans des tubes hermétiquement bouchés et contenus dans les cases d'une boîte qu'on met dans sa poche comme un portefeuille. Il suffit de faire tomber deux ou trois de ces globules dans un verre contenant, selon les cas, deux ou trois cuillerées d'eau pour faire une dose suffisante dans la plupart des circonstances.

Notre boîte de médicaments, ainsi préparée, dit le docteur Mure, a acquis une perfection dont nous sommes fiers à juste titre, car elle est le résultat d'un travail long, pénible et consciencieux. Aussi, partout où elle a servi de base à la formation d'une pharmacie homœopathique, la diffusion du nouvel art s'en est-elle res-

2*

sentie heureusement. Le nombre et la rapidité des guérisons en Égypte, à Gênes, en ont augmenté d'une manière vraiment prodigieuse, et les expériences publiques ont eu le succès le plus éclatant.

IV

Manière d'administrer les médicaments.

Si les maladies sont aiguës et à marche rapide, à symptômes violents et inflammatoires, à éruptions douloureuses, telles que la scarlatine, la variole, la psore en général, et le plus souvent accompagnées de fièvres continues, avec soif, chaleur à la peau, pouls plein et fréquent, elles exigent la répétition d'une cuillerée de douze en douze heures, et même, selon le cas, bien plus souvent, d'heure en heure, et jusqu'à une dose de demi-heure en demi-heure, de quart d'heure en quart d'heure, comme j'ai dû si souvent le faire au Caire, pour le choléra et le typhus.

Les maladies chroniques étant celles qui ont survécu aux affections aiguës, soit mal traitées, soit négligées, et qui persistent des années entières, en revêtissant successivement les for-

mes les plus variées, exigent des dynamisa-
tions plus élevées et des doses à des distances
plus éloignées : de huit en huit ou de quinze
en quinze jours, ou de mois en mois, selon le
cas et la durée d'action du médicament.

Les effets de plusieurs substances adminis-
trées simultanément, ne se manifestant pas
dans leur pureté et leur totalité respectives,
un effet mixte, au contraire, et qu'on ne peut
déterminer par aucune prévision, résultant de
leur mixtion; la nature médicale pure, enfin,
fournissant toujours un médicament qui ré-
pond à la majorité des symptômes et *seul* mo-
difie assez la maladie pour que la nature puisse
se débarrasser par elle-même de l'ennemi qui
l'opprimait, le médecin homœopathiste n'emploie jamais qu'une substance à la fois, et
attend que son action soit épuisée, pour en
administrer une seconde.

V

Du temps convenable pour prendre les médicaments, et du régime à suivre par les malades.

L'heure la plus favorable pour prendre le médicament, c'est entre deux sommeils, deux heures environ avant de se lever, quand tous les sens se trouvent dans un relâchement complet, et l'estomac entièrement libre. Il faut du reste se lever de bonne heure quand c'est possible, se livrer modérément à ses occupations ordinaires, les suspendre avant et après le repas, manger lentement, s'abstenir des bains que n'a pas ordonnés le médecin, des vomitifs, des purgatifs, des tisanes, des lavements, et éviter toute intempérance.

Le régime de l'esprit n'étant pas moins important que celui du corps, il faut fuir les émotions violentes de toute nature.

La dernière de mes recommandations aux
médecins, c'est qu'ils n'envoient jamais dans
des pays qu'eux-mêmes ne connaissent pas par
expérience, leurs malades pour s'y guérir. J'en
ai vu beaucoup ainsi envoyés en Égypte pour
recouvrer leur santé, y succomber plus vite.
Car ils s'y trouvent incapables de résister aux
brusques changements d'une température ca-
pricieuse, trop vantée en Europe, et y finis-
sent plus rapidement et plus tristement une
vie qui se fût prolongée de quelques années
encore au sein de leur famille, en jouissant
d'un confortable et des affections qui leur man-
quent dans ce pays.

Si je me suis arrêtée à développer un peu
longuement les travaux du docteur Mure sur
l'homœopathie, c'est afin de faire ressortir tout
l'avantage que l'on peut tirer de ce petit traité
de médecine, qui est le résumé des longues
expériences de cet apôtre, et le fruit de mes
nombreux travaux sur l'application de ses
idées.

Ceux qui veulent avoir l'algèbre, l'étudier et
se préparer ainsi à comprendre l'*homœopathie
pure* (la grande algèbre), qui bientôt s'impri-
mera, acquerront une grande connaissance

dans le choix et la valeur des médicaments,
tandis qu'en général, on lit dans la matière
médicale, comme une paysanne qui ne sait lire
que la messe.

Pour ceux qui ne voudront pas de l'algèbre,
ils s'arrêteront à la traduction qui est en langue vulgaire, compréhensible pour tous.

VI

Liste des médicaments dans l'ordre de leur durée d'action.

NOMS.	JOURS.
1. Aconitum napellus.	2
2. Chamomilla tricaria.	5
3. Murure leite.	5
4. Amphibœna vermicul.	5
5. Euphrasia off.	8
6. Mimosa humilis.	10
7. Convolvulus Duartinus.	10
8. Lepidium bonarien.	10
9. Cannabis indica.	10
10. Hyosciamus niger.	10
11. Eleis guineensis.	12
12. Solanum oleraceum.	15
13. Paullinia.	15
14. Itu resina.	15
15. Spigurus Martini.	15

NOMS.	JOURS.
16. Cocculus.	15
17. Asclepias.	15
18. Pediculus.	20
19. Lachesis-trigonocephalus	20
20. Veratrum album.	20
21. Arnica montana.	30
22. Petiveria tetrandra.	30
23. Bryonia alba.	30
24. Bufo sahytiensis.	30
25. Dulcamara.	30
26. Pulsatilla nigricans.	30
27. Ocymum canum.	30
28. Nux vomica.	30
29. Rhus toxicodendron.	30
30. Hippomane mancinella.	30
31. Crotalus cascarella.	30
32. Plumbum.	30
33. Belladona atropa.	40
34. Phosphorus.	40
35. Calcarea carbonica.	40
36. Jacaranda caroba.	40
37. Thuia occidentalis.	40
38. Natrum muriaticum.	40
39. Sepia occ.	40
40. China sulf.	40

NOMS.	JOURS.
41. Dros. rot.	40
42. Mercurius vivus.	40
43. Sulphur.	40
44. Hura brasiliensis.	40
45. Lycopodium clavatum.	40
46. Digitalis purpurea.	40
47. Silicea.	40
48. Arsenicum album.	50
49. Elaps corallinus.	50
50. Guano Australis.	50

VII

Notions algébriques d'homœopathie pure et lettres algébriques employées par l'homœopathie.

Abdomen. . . .	A	Oreilles. . . .	O
Bouche. . . .	B	Penis, virilia. . .	P
Cœur.	C	Tissu cutané mu-	
Dents.	D	queux, etc. .	Q
Estomac. . . .	E	Voies respiratoires.	R
Face.	F	Tête.	T
Gorge, larynx. .	G	Urètre.	U
Muscles et articu-		Système vascu-	
lations. . . .	H	laire. . . .	V
Moral, intellect. .	I	Membres thoraci-	
Système nerveux.	J	ques. . . .	X
Os et cartilages. .	K	Yeux.	Y
Lombes, dos. . .	L	Membres abdomi-	
Matrice, muliebria.	M	naux. . . .	Z
Nez.	N		

Une fois l'histoire du malade rédigée, l'ho-
mœopathe relève successivement tous les

symptômes divers qui la composent, et les place à la suite les uns des autres, en les indiquant simplement par la lettre qui leur est affectée. Mais, comme une simple lettre ne désigne que l'organe malade, sans préciser la nature spéciale de l'affection dont il est atteint, on indique ces nuances par six petites lettres grecques qu'on place au-dessus de la lettre de l'organe.

Les voici avec leur signification :

LETTRES.	NOMS.	SIGNIFICATION.
ω	Oméga,	sensation.
ψ	Psi,	fonction.
π	Pi,	inflammation.
δ	Delta,	douleur.
λ	Lambda,	perversion.
φ	Phi,	désorganisation.

AUTRES SIGNES

— au-dessus de la lettre grecque, en renforce la signification : $T^{\bar{\delta}}$ grand mal de tête.

— au-dessous de la lettre, en diminue la force de signification : T_{δ} léger mal de tête.

= au-dessus, marque violence; au-dessous suppression.

V indique le gonflement.

∞ en totalité.

Ainsi : Mal de tête s'écrira $\overset{\delta}{T}$.

Angine, inflammation de la gorge, $\overset{\pi}{G}$.

Vue ou fonction de l'œil, $\overset{\psi}{Y}$.

Palpitation ou perversion de la fonction du cœur, $\overset{\lambda}{C}$.

Carie des dents ou désorganisation de leur tissu, $\overset{\varphi}{D}$.

VIII

Modèle d'une histoire d'un malade. — M. S***, 71 ans, né de parents sains.

1811. Q^{π}, a eu la rougeole, et est sorti trop tôt, et l'éruption rentrée, l'a laissé dans un état maladif prolongé.

Mars 1813. J^{ψ}, insomnie dans sa jeunesse, de 14 ans à 22.

Janvier 1849. $R^{\pi\delta}$, pleurésie; on a administré sangsues, saignée, emplâtre de poix de Bourgogne.

Mai 1849. $A^{\delta\lambda}$, diarrhée précédée et suivie de coliques.

Octobre 1849. T^{δ}, maux de tête.

Mars 1850. I$^{\lambda}$, faiblesse de la mémoire et disposition à s'exalter.

Janvier 1851. E$^{\delta\lambda}$, maux d'estomac, tantôt avec nausées, tantôt accompagnés de fièvre violente.

De là, chronologiquement aussi bien que pathologiquement, c'est-à-dire par ordre de date comme de symptômes, la formule suivante :

$$Q^{\pi}\ J^{\psi}\ R^{\pi\delta}\ A^{\delta\lambda}\ T^{\delta}\ I^{\lambda}\ E^{\delta\lambda}$$

Toute formule ainsi rédigée, doit pouvoir se retrouver ou identiquement, ou semblable, au moins quant aux trois premiers symptômes, à une de celles que présente notre *Manuel*, et devant laquelle, on trouve indiqué le médicament qui s'y rapporte.

IX

**Formules algébriques des médicaments dans l'ordre
chronologique et dans celui de leur durée d'action.**

---

1 — ACONITUM NAPELLUS

$$\overset{\pi}{Q}\; \overset{\omega\pi}{V}\;\; \overset{\pi}{H^{\infty}}\overset{\lambda}{C}\overset{\delta}{T}\overset{\bar{\psi}}{U}\overset{\bar{\psi}}{J}\overset{\pi}{M}\overset{\pi\delta}{D}\overset{\pi}{^{1}E}\overset{\pi}{R}$$

TRADUCTION

Éruption, irritation, taches, rougeurs à la
peau. — Chaleur, sensation de chaleur, pléthore, fièvre inflammatoire. — Myosité, lassi-
tude générale. — Palpitation. — Céphalalgie,
douleur de tête. — Urines fréquentes. — Somnolence, envie de dormir. — Métrite, inflammation de la matrice. — Ébranlement, oscilla-
tion des dents, odontalgie, douleur des dents.
— Hépatite, inflammation du foie. — Toux,
catarrhe.

2 — CHAMOMILLA VULGARIS

$\overline{\lambda\psi}$ λ δ π π λ $\overline{\pi\psi}$ λ δ δ $\delta\pi$ δ λ

J' A E Y M R Q T D G V O B

TRADUCTION

Insomnie, somnolence, envie de dormir. — Diarrhée. — Gastralgie, douleur d'estomac. — Ophthalmie, rougeur aux yeux. — Métrite, inflammation de la matrice. — Asthme, oppression, respiration gênée. — Éruption, irritation, taches, rougeurs à la peau ; sueur, transpiration augmentée. — Vertiges. — Odontalgie, douleur des dents. — Contraction, douleur de la gorge. — Frisson, pléthore et fièvre inflammatoire. — Otalgie, douleur des oreilles. — Roideur à la bouche.

3 — MURURE LEITE

φ π π λ φ ψ π φ

U B I E J Q J ZQ

TRADUCTION

Blennorrhée, gonorrhée. — Stomatite ou inflammation dans la bouche. — Exaltation, colère, mauvaise humeur. — Nausées, vomissements. — Paralysie. — Sueur, transpiration. — Spasmes, convulsions, épilepsie, catalepsie.

— Suppuration, ulcères aux membres inférieurs.

4 — AMPHISBŒNA VERMICULARIS

$$\pi \; \lambda \; \delta\lambda \; \overline{\lambda\omega}$$
A T I J

TRADUCTION

Entérite, inflammation intestinale. — Vertiges. — Chagrin, tristesse, mélancolie, déraisonnement, oubli. — Insomnie ; grande sensibilité nerveuse la nuit.

5 — EUPHRASIA OFFICINALIS

$$\pi\delta\varphi \quad \delta \; \pi \; \delta \; \overline{\psi} \; \lambda$$
YQ TRHUE

TRADUCTION

Éruption, irritation, rougeur, cuisson, brûlement aux yeux ; suppuration, ulcères aux
yeux et spécialement aux paupières.— Céphalalgie, douleur de tête. — Toux, catarrhe. —
Rhumatismes.— Urines fréquentes.—Nausées,
vomissements.

6 — MIMOSA HUMILIS

$$\overset{\pi\varphi}{Q} \overset{\psi}{Z} X^- \overset{\lambda}{J} \overset{\lambda}{I} \overset{\delta}{R} \overset{\prime}{Z} \overset{\psi}{E}^- \overset{\pi\lambda}{Y}$$

TRADUCTION

Éruption, irritation, rougeur à la peau ; sup-puration, ulcères à la peau. — Difficulté de marcher , pesanteur , engourdissement des membres abdominaux ; difficulté de remuer les bras, pesanteur et engourdissement général. — Insomnie. — Déraisonnement, oubli. — Pneumotalgie, douleur de la poitrine. — Gon-flement des membres inférieurs. — Digestion difficile et souffrance après le repas ; éructa-tions, renvois. — Ophthalmie , rougeur aux yeux ; amblyopie, taches, trouble de la vue.

7 — CONVOLVULUS DUART.

$$\overset{\psi}{J} \overset{\pi}{I} \overset{\lambda}{J}^- \overset{\bar{\psi}}{T} \overset{\delta\lambda}{LXZ} \overset{\lambda\delta}{Q} \overset{\pi}{}$$

TRADUCTION

Rêves spasmodiques. — Déraisonnement, oubli. — Somnolence, envie de dormir le jour. — Céphalalgie, douleur de tête ; vertiges. — Courbure, rachitisme, déviation de la colonne vertébrale ; notalgie, douleur au tronc, tremblement, arthrite des membres thoraciques ou supérieurs ; boitement, tremblement, arthrite des membres abdominaux ou inférieurs. — Éruption, irritation, taches, rougeurs à la peau.

8 — LEPIDIUM BONARIENSE

δ λ δ δλ λ π λ λ
LXZ J I T C Y Æ O

TRADUCTION

Douleur au tronc, aux membres supérieurs et inférieurs. — Insomnie. — Chagrin, tristesse, mélancolie. — Céphalalgie, douleur à la tête ; vertiges. — Palpitations.—Ophthalmie, rougeur aux yeux. — Diarrhée, nausées, vomissements. — Surdité.

9 — CANNABIS INDICA

ωδ ψπ πδ δλ ψ ωψ λ λ λ λ λ
I J V T UE YFBCA
TRADUCTION

Surexcitation morale : gaieté, chagrin, tristesse, mélancolie. — Somnolence, envie de dormir ; spasmes, convulsions, épilepsie, catalepsie. — Pléthore et fièvre inflammatoire ; frisson. — Céphalalgie, douleur de tête ; vertiges. — Urines fréquentes. — Faim ; digestion trop rapide. — Amblyopie, taches, trouble de la vue. — Pâleur de la face, face décomposée. — Fadeur de la bouche. — Palpitations. — Diarrhée.

10 — HYOSCIAMUS NIGER

$$\pi\varphi \; \bar{\psi\lambda} \; \pi \; \lambda \; \lambda \; \delta\bar{\omega} \; \lambda \; \pi \; \delta \; \pi \; \pi \; \bar{\psi} \; \pi \; \; \delta \; \bar{\pi}$$

I' J T Y O G E U A R C M L XJ H

TRADUCTION

Exaltation, colère, mauvaise humeur ; stupidité, aliénation, démence. — Grande sensibilité nerveuse ; insomnie. — Congestion à la tête. — Amblyopie, taches, trouble de la vue. — Surdité. — Contraction, douleur de la gorge ; grande soif. — Nausées et vomissements. — Ischurie et urétrite, inflammation de l'urètre. — Entéralgie, coliques. — Toux, catarrhe. — Cardite, inflammation du cœur. — Règles trop hâtives. — Lumbago et inflammation de l'épine dorsale. — Douleurs névralgiques des membres supérieurs. — Myosite, inflammation des muscles.

11 — ELEIS GUINÉENSIS

$$\pi\lambda \quad \pi\delta \quad \pi\overset{\prime}{\vee} \quad \lambda \quad \lambda \quad \delta \quad \pi$$

Q I Z E Y G R

TRADUCTION

Éruption, irritation, taches, rougeur à la peau; sécheresse de la peau. — Exaltation, colère, mauvaise humeur; chagrin, tristesse, mélancolie. — Podagre, enflure des membres abdominaux; gonflement des membres inférieurs. — Nausées, vomissements.— Amblyopie, trouble de la vue. — Contraction, douleur de la gorge. — Toux, catarrhe.

12 — SOLANUM OLERACEUM

$$\overset{-}{\psi} \quad \overset{-}{\psi}\pi\varphi \quad \pi \quad \delta\pi \quad \overset{-}{\omega} \quad \varrho \quad \lambda\varphi \quad \pi \quad \delta \quad \lambda\delta$$

S[∞] MS[−] G I J Q N F D E

TRADUCTION

Augmentation prolongée de la sécrétion des glandes, augmentation du lait, ou même diminution ou suppression; inflammation, suppuration des glandes mammaires. — Angine, inflammation de la gorge.— Chagrin, tristesse, mélancolie; exaltation, colère, mauvaise humeur. — Grande sensibilité nerveuse. — Suppuration, ulcères à la peau.— Anosmie, perte

de l'odorat; paralysie du nez. — Couperose
et toute espèce d'éruption à la face. — Odontalgie, douleur de dents. — Gastralgie, douleur d'estomac ; nausées, vomissements.

13 — PAULINIA PINNATA

λ δψ̄ δ δ π   δ δ
J I A M R HXZ V

TRADUCTION

Insomnie. — Chagrin, tristesse, mélancolie; surexcitation de l'esprit, clairvoyance. —
Entéralgie, coliques. — Métralgie, douleurs de
la matrice. — Toux, catarrhe. — Douleurs
rhumatismales aux membres thoraciques et
inférieurs. — Frisson.

14 — ITU RESINA

φ   λ δ δ φ
A LZ Q Y B

TRADUCTION

Dyssenterie. — Courbure, rachitisme, déviation de la colonne vertébrale, boitement,
tremblement des jambes. — Cuisson, ardeur,
brûlement à la peau.— Photophobie, aversion
de la lumière. — Aphtes.

15 — SPIGURUS MARTINI

π π δ𝑽 λ δ λ λ
J L A H U O Q

TRADUCTION

Spasmes, convulsions, épilepsie, catalepsie.
— Lumbago et inflammation de l'épine.—Entéralgie, coliques ; gonflement de l'abdomen.
— Roideur, engourdissement des muscles. —
Diurie, douleur en urinant. — Surdité. — Sécheresse de la peau.

16 — COCCULUS

ψδπ πλ πλ λ δ λ δ 𝝂δ
M⁻ J I T E C A Z

TRADUCTION

Règles en retard ; métralgie, douleur dans
la matrice, métrite, inflammation de la matrice.
—Spasmes, convulsions, épilepsie, catalepsie;
insomnie. — Exaltation, colère, mauvaise humeur, déraisonnement, oubli. — Vertiges. —
Gastralgie, douleur de l'estomac. — Palpitations. — Entéralgie, coliques. — Gonflement
et arthrite aux membres inférieurs.

17 — ASCLEPIAS

$$\overset{\lambda}{J} \ \overset{\delta\pi}{T} \ \overset{\delta}{H} \ \overset{\delta\pi}{V} \ \overset{\pi\lambda}{A} \ \overset{\delta\psi}{U} \ \overset{\rho}{\cdot\cdot} \ \overset{\pi\lambda}{I} \ R$$

TRADUCTION

Insomnie. — Céphalalgie, douleur de tête, congestion à la tête. — Rhumatismes. — Frisson, pléthore et fièvre inflammatoire. — Entérite, inflammation intestinale, diarrhée. — Diurie, douleur en urinant ; urines rares. — Stupidité, aliénation, démence. — Toux, catarrhe ; asthme, oppression, respiration gênée.

18 — PEDICULUS CAPITIS

$$\overset{\pi}{Q} \ \overset{\delta\lambda}{T} \ \overset{\lambda}{JI} \ \overset{\bar\omega}{J} \ \overset{}{LXZ} \ \overset{\varphi}{I} \ \overset{\bar\omega}{G} \ \overset{\pi}{FLZ} \ \overset{}{E} \ \overset{\lambda}{A} \ \overset{\lambda}{P} \ \overset{\pi}{M} \ \overset{\delta}{B} \ \overset{\pi}{R} \ \overset{\pi}{V} \ \overset{\pi}{Y}$$

TRADUCTION

Éruption, irritation, taches, rougeur à la peau. — Céphalalgie, douleur de tête, vertiges. — Insomnie, déraisonnement, oubli. — Grande sensibilité nerveuse. — Tabes, marasme dorsal, maigreur générale, nodosités arthritiques des membres thoraciques et abdominaux. — Surexcitation morale, gaieté. — Angine, inflammation de la gorge. — Gonfle-

ment de la face, du tronc et des membres abdominaux. — Nausées, vomissements.—Leucorrhée. — Satyriasis, état d'exaltation vénérienne. — Métralgie, douleurs de la matrice.
— Stomatite, inflammation dans la bouche. —
Toux, catarrhe. — Pléthore et fièvre inflammatoire. — Ophthalmie, inflammation, rougeur
des yeux.

19 — LACHESIS TRIGONOCEPHALUS

$$\overset{\lambda}{\text{J}} \quad \overset{\lambda\pi}{\text{VC}} \quad \overset{\lambda\pi\varphi}{\text{Q}} \quad \overset{\pi\varphi}{\text{K}} \quad \overset{\delta\pi}{\text{R}} \quad \overset{\delta\pi}{\text{G}} \quad \overset{\lambda\delta}{\text{T}} \quad \overset{\delta}{\text{A}} \quad \overset{\delta}{\text{E}} \quad \overset{\bar{\omega}}{\text{I}} \quad \overset{\delta}{\text{V}} \quad \overset{\lambda}{\text{SM}} \quad \overset{\bar{\lambda}}{\text{V}} \quad \overset{\lambda}{\text{F}}$$

TRADUCTION

Insomnie.—Hémorrhagie, pléthore et fièvre
inflammatoire. — Palpitation, cardite, inflammation du cœur. — Sécheresse de la peau,
éruption, irritation, taches, rougeurs à la peau ;
suppuration, ulcères à la peau. — Ostéite, inflammation des os ; carie des os. — Pneumotalgie, douleurs de la poitrine ; toux, catarrhe.
— Contraction, douleur de la gorge ; angine,
inflammation de la gorge. — Vertiges ; céphalalgie et douleur de tête. — Entéralgie, coliques.—Gastralgie, douleur d'estomac. — Surexcitation morale, gaieté. — Frisson. — Écou-

lement du lait. — Anémie, appauvrissement du sang, décoloration, affaiblissement. — Pâleur de la face, face décomposée.

20 — VERATRUM ALBUM

πλ λ λ δ πλ ψ̄ λ λ λ δ πλ λ λ δ λ
J A E V I U Y O N T G C R D F

TRADUCTION

Spasmes, convulsions, épilepsie, catalepsie; insomnie. — Diarrhée. — Nausées, vomissements. —Frisson. —Excitation, colère, mauvaise humeur; déraisonnement, oubli. — Urines fréquentes et urines rares. — Amblyopie, taches, trouble de la vue.—Surdité.—Anosmie, perte de l'odorat. — Céphalalgie, douleur de tête. — Angine, inflammation de la gorge; étranglement. — Palpitations. — Asthme, oppressions, respiration gênée. — Odontalgie, douleur des dents. —Pâleur de la face, face décomposée.

21 — ARNICA MONTANA

$$\overset{\delta}{\text{HXZ}} \overset{\varphi}{\text{Q}} \overset{\pi}{\text{T}} \overset{\pi}{\text{VJ}} \overset{\pi\lambda}{\text{R}} \overset{\delta}{\text{V}} \overset{\varphi}{{}_2\text{E}} \overset{\pi}{\text{Y}} \overset{\lambda}{\text{MS}} \overset{\delta}{\text{I}} \overset{\delta}{\text{B}} \overset{}{\text{D}} \overset{\lambda}{{}^5\text{AV}} \overset{\lambda}{\text{A}}$$

TRADUCTION

Rhumatismes des membres thoraciques et abdominaux. — Suppuration, ulcères de la peau.
— Congestion à la tête. — Fièvre nerveuse. —
Toux, catarrhe. — Pléthore et fièvre inflammatoire, hémorrhagie. — Douleur de la rate. —
Cataracte. — Inflammation des glandes mammaires. — Déraisonnement, oubli. — Douleur
de la langue. — Odontalgie, douleur des dents.
— Hémorrhagie à l'anus. — Diarrhée.

22 — PETIVERIA TETRANDRA

$$\overset{\bar{\omega}\pi\lambda}{\text{I}} \quad \overset{\bar{\pi\omega}}{\text{J}} \quad \overset{\delta}{\text{T}} \overset{\lambda}{\text{O}} \overset{\pi}{\text{U}} \overset{\lambda}{\text{LXZ}} \overset{\pi}{\text{Y}}$$

TRADUCTION

Surexcitation morale, gaieté; exaltation, colère, mauvaise humeur, déraisonnement, oubli.
— Spasmes, convulsions, épilepsie, catalepsie; somnolence, envie de dormir. — Céphalalgie, douleur de tête. — Surdité. — Ischurie et
urétrite. — Courbure, rachitisme, déviation de

la colonne vertébrale; tremblements des membres supérieurs; boitement et tremblement des membres inférieurs.—Ophthalmie, rougeur aux yeux.

23 — BRYONIA ALBA

$$\overset{\delta}{H} \overset{\pi}{V} \overset{\pi\lambda}{J} \overset{}{R} \overset{\delta\lambda}{Æ} \overset{\bar\psi}{U} \overset{}{M} \overset{\lambda\psi}{C} \overset{\lambda}{Q} \overset{\pi}{Z} \overset{\lambda}{F} \overset{\pi}{G} \overset{\bar\omega}{I} \overset{\pi}{Y} \overset{\pi}{F} \overset{\delta}{D}$$

TRADUCTION

Rhumatisme. — Fièvre nerveuse. — Toux, catarrhe; asthme, oppression, respiration gênée. — Gastro-entéralgie, douleur de ventre et d'estomac; diarrhée, nausées et vomissements. — Urines fréquentes. — Aménorrhée, suppression des règles; règles en retard. — Palpitations. — Éruption, irritation, taches, rougeur à la peau. — Boitement ou tremblement des jambes. — Couperose et toute espèce d'éruption à la face. — Grande soif. — Exaltation, colère, mauvaise humeur. — Ophthalmie, rougeur aux yeux. — Prosopalgie, douleur à la face. — Odontalgie, douleur des dents.

24 — BUFO SAHYTIENSIS

λ ω̄ πλ φ δ   δ π πφ δ δ π δ
I J Y Q P HXZ T F O A L R

TRADUCTION

Déraisonnement, oubli. — Grande sensibilité nerveuse.—Ophthalmie, douleur aux yeux;
amblyopie, taches, trouble de la vue. — Suppuration, ulcères à la peau. — Priapisme, érection douloureuse.—Rhumatismes des membres
thoraciques et abdominaux. —Congestion à la
tête.—Couperose et toute espèce d'éruption à la
face ; mentagre, dartres rongeantes à la face.
— Otalgie, douleur des oreilles. — Douleur à
l'anus. — Lumbago, inflammation de l'épine
dorsale. — Pneumotalgie, douleurs de la poitrine.

25 — DULCAMARA

π̄ψ̄ π λ ψ δπ ν̄ δφ δ φ λ ψ̄ δ φ
Q R A U V ₄V K H Y ₄B M T J

TRADUCTION

Éruption, irritation, taches, rougeurs à la
peau ; sueur, transpiration augmentée.—Toux,
catarrhe. — Diarrhée. — Urines rares. — Frisson, pléthore, fièvre inflammatoire. — Gonfle-

ment des vaisseaux lymphatiques. — Ostéalgie, douleur des os ; carie des os. — Rhumatisme. —Cataracte. — Balbutie. —Règles trop hâtives. —Céphalalgie, douleur de tête.—Paralysie.

26 — PULSATILLA NIGRICANS

VM PJO AETJR HCI 3J 6IQ N

TRADUCTION

Frisson, règles en retard. — Érections fréquentes. — Insomnie. — Otalgie, douleur d'oreilles ; otorrhée, écoulement purulent des oreilles.—Diarrhée.—Nausées, vomissements. —Douleurs névralgiques dans la tête.—Toux, catarrhe ; asthme, oppression, respiration gênée. — Rhumatismes. — Fortes palpitations. —Chagrin, tristesse, mélancolie.—Rêves pénibles.—Éruption, irritation, taches, rougeurs à la peau ; sueur, transpiration augmentée. — Ozène, écoulement purulent et odeur fétide par le nez.

27 — OCYMUM CANUM

^{δ} ^{φ} ^{λ} ^{π} ^{π} ^{δπ} ^{λ} ^{π} ^{δ} ^{π} ^{λφ} ^{δ} ^{φ}
ıU ̇U ̇A SM ʙV P E J T Y O ̇H K ̇

TRADUCTION

Douleur des reins. — Blennorrhée, gonorrhée.
— Diarrhée. — Inflammation des glandes mammaires. — Inflammation des vaisseaux chylifè-
res. — Priapisme, érections douloureuses, satyriasis, appétit vénérien exalté chez l'homme.
— Nausées et vomissements. — Spasme, convulsions, épilepsie, catalepsie. — Céphalalgie,
douleur de tête. — Ophthalmie, rougeur des
yeux. — Surdité; otorrhée, écoulement purulent
des oreilles. — Rhumatisme. — Carie des os.

28 — NUX VOMICA

^{λ} $^{\barψ}$ ^{πφ} ^{δλ} ^{δ} ^{π} $^{\barω}$ ^{πλ} ^{π} ^{δ} ^{φ} $^{\barψλ}$
E Ā J T U M P ̇R Y V D ̇Q

TRADUCTION

Nausées, vomissements. — Selles fréquentes
et même selles difficiles ou peu abondantes ou
rares. — Spasmes, convulsions, épilepsie, catalepsie, paralysie. — Céphalalgie, douleur de
tête, vertiges. — Dysurie, douleur en urinant.

— Métrite, douleur d'utérus. — Appétit vénérien exalté ou bien diminué chez l'homme. —
Toux, catarrhe, asthme, oppression, respiration gênée.—Ophthalmie, rougeur aux yeux
— Frisson. — Carie des dents. — Sueur, transpiration augmentée; sécheresse de la peau.

29 — RHUS TOXICODENDRON

Q[∞] F J TJ JV R I Y O D G A U H

TRADUCTION

Éruption, irritation générale, taches, rougeur à la peau; suppuration, ulcères à la peau.
— Couperose et toute espèce d'éruption à la
face. — Spasmes, convulsions, épilepsie, catalepsie; insomnie. — Spasmes nerveux de tête.
— Fièvre nerveuse. — Toux, catarrhe. —Surexcitation morale, gaieté; déraisonnement, oubli. — Photophobie, aversion de la lumière. —
Otalgie, douleur d'oreilles; otorrhée, écoulement purulent des oreilles. —Odontalgie, douleur des dents; carie des dents. —Contraction,
douleur de la gorge. — Diarrhée. — Urines
fréquentes. — Rhumatismes.

4.

30 — HIPPOMANE MANCINELLA

π ψ̄ δ ω̄ δλ   ν δ λ δψ̄ λ δ

Q J R I A SXZ T I E O U

TRADUCTION

Éruption, irritation, taches, rougeurs à la peau. — Somnolence, envie de dormir. — Pneumotalgie, douleur de poitrine. — Surexcitation morale, gaieté. — Entéralgie, coliques, diarrhée. — Gonflement des glandes des membres supérieurs et inférieurs. — Céphalalgie, douleur de tête. — Déraisonnement et oubli. — Gastralgie, douleur d'estomac; digestion trop rapide. — Surdité. — Dysurie, douleur en urinant.

31 — CROTALUS CASCAVELLA

πλφ δ λ λ δ δλ δ λ λ φ δπ̈ δπ φ λ δ

I Y O G R A H L XZ Q V M N E ꞌU

TRADUCTION

Exaltation, colère, mauvaise humeur ; déraisonnement, oubli ; stupidité, aliénation, démence. — Photophobie, aversion de la lumière. — Surdité. — Étranglement. — Pneumotalgie, douleur de poitrine. — Entéralgie, coliques, diarrhée. — Rhumatismes. — Rachitisme, dé-

viation de la colonne vertébrale. — Tremblement des membres thoraciques et abdominaux.
—Suppuration, ulcères à la peau. — Frisson ;
pléthore et fièvre inflammatoire. — Métralgie,
douleur de la matrice ; métrite, inflammation de
la matrice. — Ozène, écoulement purulent et
odeur fétide par le nez. — Nausées, vomissements. — Douleur des reins.

32 — PLUMBUM

$$\pi\,\overset{\nu}{} \lambda \quad \delta \quad \overset{\delta\lambda}{} \pi\lambda \quad \pi\overset{\delta}{} \quad \pi \quad \delta \quad \varphi \quad \overset{\lambda\varphi}{} \quad \psi \quad \overset{\delta}{} \quad \lambda \quad \overset{\varphi}{}$$
$$A \quad \overline{}_3 A\,E\,J\,P\quad Y\,K\,Q\,I\quad U\!\!=\!\!T\,O\;\,^3V$$

TRADUCTION

Entérite, inflammation intestinale ; gonflement du ventre ; constipation. — Douleur à
l'ombilic. — Gastralgie ; douleur d'estomac ;
nausées, vomissements. —Spasmes, convulsions, épilepsie, catalepsie ; insomnie. — Satyriasis, appétit vénérien exalté ; priapisme,
érections douloureuses.—Ophthalmie, rougeur
aux yeux. — Ostéalgie, douleur des os. — Suppuration, ulcères à la peau.—Déraisonnement,
oubli ; stupidité, aberration, démence. — Suppression des urines. — Céphalalgie, douleur de
tête. — Surdité. — Hydropisie.

33 — BELLADONA ATROPA

I J G Q T M E A V Y O *V N SP

TRADUCTION

Surexcitation morale, gaieté; exaltation, colère, mauvaise humeur. — Insomnie.—Grande soif; contraction, douleur de la gorge.—Éruption, irritation, taches, rougeur à la peau; suppuration, ulcères à la peau.—Vertiges.—Aménorrhée, suppression des règles. — Gastralgie, douleur d'estomac. — Diarrhée. — Pléthore et fièvre inflammatoire.—Ophthalmie, rougeur aux yeux; amblyopie, taches, trouble de la vue; cataracte. — Otite, inflammation des oreilles; surdité. — Gonflement des vaisseaux lymphatiques. — Coryza, rhume de cerveau. — Ozène, écoulement purulent et odeur fétide par le nez. — Douleur des glandes ou vésicules séminales.

34 — PHOSPHORUS

R V I M P Q Y U N F B O J F A K L

TRADUCTION

Toux, catarrhe. — Pléthore, fièvre inflam-

matoire. — Exaltation, colère, mauvaise humeur. — Nymphomanie vénérienne exaltée
chez la femme.— Appétit vénérien exalté chez
l'homme ; érections fréquentes. — Eruption,
irritation, taches, rougeurs à la peau. — Ophthalmie, rougeur aux yeux ; amblyopie, taches, trouble de la vue. — Urines fréquentes.
— Coryza, rhume de cerveau. — Couperose et
toute espèce d'éruption à la face.—Stomatite,
inflammation dans la bouche. — Otalgie, douleur dans les oreilles. — Insomnie. — Pâleur
de la face, face décomposée. — Entéralgie,
coliques ; diarrhée. — Ostéalgie, douleur des
os ; carie des os.—Notalgie, douleur au tronc ;
lumbago, inflammation de l'épine dorsale.

35 — CALCAREA CARBONICA

$$\varphi \quad \pi \quad \lambda \quad \delta \quad \pi\varphi \quad \lambda \quad \pi \quad \psi\pi \quad \lambda \quad \delta \quad \lambda \quad \pi \quad \delta \quad \delta \quad \lambda$$

Q F A H R M 4V P⁻ N G T Y I O J

TRADUCTION

Suppuration, ulcères à la peau.—Couperose
et toute espèce d'éruption de la face. — Diarrhée. — Rhumatismes. — Toux, catarrhe,
phthisie pulmonaire. — Aménorrhée et suppression des règles. — Inflammation des vaisseaux lymphatiques. — Défaut d'érection ;

satyriasis, appétit vénérien exalté.—Anosmie, perte de l'odorat. — Contraction, douleur de la gorge. — Vertiges.— Ophthalmie, rougeur aux yeux. — Chagrin, tristesse, mélancolie. — Otalgie, douleur d'oreilles. — Insomnie.

36 — JACARANDA CAROBA

πρ λδ φ λ   δ π͞ω λ λ   δ   λδ δ πδ π λ λ

Q̓ P U C H K J   I N F O L R A G B

TRADUCTION

Éruption, irritation, taches, rougeur à la peau; suppuration, ulcères à la peau. — Pollution, priapisme, érection douloureuse. — Blennorrhée, gonorrhée. — Palpitations. — Rhumatismes, ostéalgie, douleur des os. — Spasmes, convulsions, épilepsie, catalepsie; grande sensibilité nerveuse. — Déraisonnement, oubli. — Anosmie, perte de l'odorat.— Prosopalgie, douleur à la face. — Surdité. — Otalgie, douleur d'oreille. — Notalgie, douleurs du tronc. — Toux, catarrhe; pneumotalgie, douleur de poitrine.— Entérite, inflammation intestinale. — Étranglement.—Fadeur à la bouche.

37 — THUIA OCCIDENTALIS

$$\overset{\lambda\varphi\bar{\psi}}{U} \; \overset{\varphi}{P} \overset{\varphi}{Q} \overset{\delta}{M} \overset{\delta}{H} \overset{\delta\pi}{T} \overset{\delta}{V} \; \overset{\bar{\psi}}{G} \overset{\lambda}{Q} \overset{\psi}{Z} \overset{}{A} \overset{\pi}{_3V} \overset{\delta\varphi}{D} \overset{\delta}{O}$$

TRADUCTION

Incontinence d'urine; blennorrhée, gonorrhée; urines fréquentes.—Suppuration, ulcères aux parties viriles.—Leucorrhée, flueurs blanches. — Rhumatismes. — Céphalalgie, douleur de tête.—Frisson, pléthore et fièvre inflammatoire. — Contraction, douleur de la gorge. — Sueur, transpiration augmentée.—Boitement, tremblement des jambes. — Selles difficiles ou peu abondantes, ou rares. — Inflammation des vaisseaux capillaires. — Odontalgie, douleur des dents; carie des dents. — Otalgie, douleur d'oreille.

38 — NATRUM MURIATICUM

$$\overset{\pi}{Q} \overset{\pi}{M} \overset{\bar{\psi}}{P} \overset{\bar{\psi}}{U} \overset{\lambda}{E} \overset{\psi}{A} \overset{\delta\pi}{T} \overset{\lambda}{I} \overset{\lambda}{O} \overset{\pi}{Y} \overset{\delta}{R} \overset{\pi}{V} \overset{}{N}$$

TRADUCTION

Eruption, irritation, taches, rougeurs à la peau. — Métrite, inflammation de la matrice — Érections fréquentes. — Urines fréquentes.

— Nausées, vomissements. — Selles difficiles ou peu abondantes ou rares. — Céphalalgie, douleur de tête. — Exaltation, colère, mauvaise humeur. — Surdité. — Amblyopie, taches, trouble de la vue. — Toux, catarrhe.— Frisson. — Grippe, rhume de cerveau.

39 — SEPIA OCC.

M A G H C B Q T O J D

TRADUCTION

Règles en retard. — Gonflement du ventre. — Contraction, douleur de la gorge. — Rhumatismes. — Palpitations. — Stomatite, inflammation de la bouche. — Suppuration, ulcères à la peau. — Céphalalgie, douleur de tête. — Otite, inflammation des oreilles. — Insomnie. — Odontalgie, douleur des dents; carie des dents.

40 — CHINA SULPHUR

V J A U P A R T M Q I

TRADUCTION

Frisson. — Névralgie, douleurs en général.

Gonflement du ventre. — Urines fréquentes.
— Défaut d'érection. — Selles difficiles ou peu
abondantes, ou rares. — Pneumotalgie, douleur à la poitrine ; asthme, oppression, respiration gênée. — Céphalalgie, douleur de tête ;
vertiges. — Règles trop hâtives. — Suppuration, ulcères à la peau. — Surexcitation morale, gaieté.

41 — DROS. ROT.

π ω δ δ δ
R V Y N E U L

TRADUCTION

Toux, catarrhe. — Chaleurs ; sensation de
chaleur aux yeux. — Éternuement. — Gastralgie, douleur d'estomac. — Dysurie, douleur en urinant. — Notalgie, douleur au tronc.

42 — MERCURIUS VIVUS

ρ ψδλ ω πρψ ωπ πρ π π δπ δρ λ ρ λρ πρ δ
J U P Q M K V B V D A E R Y G

TRADUCTION

Paralysie. — Urines fréquentes ; dysurie,
douleur en urinant ; incontinence d'urine. —
Appétit vénérien exalté. — Éruption, irrita-

tion, taches, rougeur à la peau ; suppuration,
ulcères à la peau ; sueur, transpiration augmentée. — Nymphomanie, appétit vénérien
exalté ; métrite, inflammation d'utérus. — Ostéite, inflammation des os ; carie des os ; inflammation des vaisseaux lymphatiques. —
Stomatite, stomacace, inflammation dans la
bouche. — Frisson ; pléthore et fièvre inflammatoire.—Odontalgie, douleur des dents ; carie
des dents. — Diarrhée.—Squirre.—Asthme,
oppression, respiration gênée ; phthisie pulmonaire.— Ophthalmie, rougeur aux yeux ; cataracte. — Contraction, douleur de la gorge.

43 — SULPHUR

$$Q^{\pi\varphi}\ A^{\lambda}\ R^{\pi}\ H^{\delta\varphi}_{4}\ V^{\pi}\ P^{\delta\lambda}\ U^{\varphi\lambda}\ M^{\lambda}\ Y^{\lambda\varphi}\ O^{\varphi}\ _{\delta}I^{\psi}$$

TRADUCTION

Éruption, irritation, taches, rougeur à la
peau ; suppuration, ulcères à la peau. — Diarrhée. — Toux, catarrhe. — Rhumatismes,
goutte. — Inflammation des vaisseaux lymphatiques. — Priapisme, érections douloureuses ;
pollutions.—Blennorrhée, gonorrhée ; incontinence d'urine. — Leucorrhée, flueurs blan-

ches. — Amblyopie; taches, trouble de la
vue; cataracte. — Otorrhée, écoulement purulent des oreilles. — État zoo-magnétique.

44 — HURA BRASILIENSIS

J X I Q E T N H Z R J-V D

TRADUCTION

Paralysie. — Arthrite des membres thoraciques ou supérieurs. — Chagrin, tristesse, mélancolie. — Éruption, irritation, taches, rougeur à la peau; suppuration à la peau. —
Nausées, vomissements. — Céphalalgie, douleurs de tête. — Grande sensibilité de l'odorat.
— Rhumatismes. — Boitement, tremblement
des jambes. — Asthme, oppressions, respiration gênée. — Grande sensibilité nerveuse; et,
même, insensibilité. — Pléthore et fièvre inflammatoire. — Odontalgie, douleur des dents;
carie des dents.

45 — LYCOPODIUM CLAV.

R H V D Q P-M L O QT 4Y A

TRADUCTION

Toux, catarrhe; phthisie pulmonaire. — Rhu-

matismes. — Frisson. — Odontalgie, douleur
des dents; carie des dents. — Éruption, irritation, taches, rougeur à la peau; suppuration,
ulcères à la peau ; sueur et transpiration augmentée. — Défaut d'érection. — Aménorrhée
et suppression des règles.—Notalgie, douleur
au tronc. — Otite, inflammation des oreilles;
surdité. — Chute des cheveux; suppuration,
ulcérations, croûtes, teigne à la tête.—Inflammation des pupilles. — Selles fréquentes.

46 — DIGITALIS PURPUREA

λ ψ̄ λ δλ πφ λ π π λ δ λ δ δ
C S̆ U V G ʻIJ ʌV Y E O B L A

TRADUCTION

Palpitation.—Sécrétion augmentée des glandes. — Incontinence d'urine. — Frisson, hémorrhagie.—Angine, inflammation de la gorge;
ulcères à la gorge. — Déraisonnement, oubli;
insomnie. — Inflammation des vaisseaux lymphatiques.—Ophthalmie, rougeur aux yeux.—
Nausées, vomissements.—Otalgie, douleur d'o-
reilles. — Brûlement dans la bouche. — Notalgie, douleur au tronc. — Entéralgie, coliques,

47 — SILICEA

φ δ δ δ φ π πφ λφ λ λ φ φ δ
Q A H E D F R P M T Y O V

TRADUCTION

Suppuration, ulcères à la peau. — Entéralgie, coliques. — Rhumatismes. — Gastralgie, douleur d'estomac. — Carie des dents. — Couperose et toute espèce d'éruption à la face. — Toux, catarrhe; phthisie pulmonaire. — Pollutions; chancres aux parties viriles. — Leucorrhée, flueurs blanches. — Vertiges. — Cataracte. — Otorrhée, écoulement purulent des oreilles. — Frisson.

48 — ARSENICUM ALBUM

λ δ λ π δ λ π φ δ δ δ π λ ωδ φ π
J V C M H A B Q Y O G T R I F R

TRADUCTION

Insomnie. — Frisson. — Palpitations. — Métrite, inflammation de l'utérus. — Rhumatismes. — Diarrhée. — Stomatite, inflammation dans la bouche. — Suppuration, ulcères à la peau. — Photophobie, aversion de la lumière. — Otalgie, douleur des oreilles. — Contraction, douleur de la gorge. — Congestion à la tête. — Asthme, oppression, respiration gênée. — Surexcitation morale, gaieté, chagrin, tristesse, mélancolie. —Mentagre, dartres, rougeurs à la face. — Toux, catarrhe.

49 — ELAPS CORALLINUS

πλ λ λπ λ δ λ φ λ φ δλ λ π δ· δ ιδλ δ
I J O Y R P G E A ZX L Q M U T ͺI

TRADUCTION

Exaltation, colère, mauvaise humeur ; dé-raisonnement, oubli. — Insomnie. — Surdité; otite, inflammation des oreilles. — Amblyopie; taches, trouble de la vue. — Pneumotalgie, douleur de poitrine. — Pollutions. — Ulcères à la gorge. — Nausées, vomissements. — Dys-senterie. — Arthrite des membres abdominaux et thoraciques; boitement, tremblement géné-ral, courbure, rachitisme, déviation de la co-lonne vertébrale. —Eruption, irritation, taches, rougeurs à la peau — Métralgie, douleur de la matrice. — Dysurie, douleur en urinant. — Céphalalgie, douleur de la tête; vertiges. — Rêves pénibles.

50 — GUANO AUSTRALIS

λπ ψδ√ λ δπ δ
Q ZX⁻ E L J

TRADUCTION

Sécheresse de la peau ; éruption , irritation, taches , rougeurs à la peau. — Difficulté de marcher, pesanteur, engourdissement; arthrite, gonflement des membres inférieurs et supérieurs. — Nausées , vomissements. — Notalgie, douleur au tronc; lumbago et inflammation de l'épine dorsale. — Douleurs névralgiques.

PRÉSERVATIFS

1° On prévient la rougeole par de petites doses de pulsatille ;

2° La scarlatine par la belladone ;

3° Le croup par lycopodium ou phosphore;

4° La coqueluche par pulsatille nigricans ;

5° La dyssenterie par hippomane mancinella;

6° La petite vérole par la vaccine ;

7° Le choléra par veratrum.

En général en cas d'épidémie quelconque, prendre comme préservatif le médicament in-

diqué spécialement pour la maladie. — Il ne
suffit pas de guérir le mal, il faut le prévenir;
prenez de temps en temps de ces globules, fai-
tes-en prendre souvent dans le bas âge à vos
enfants, vous préviendrez ainsi les maladies si
meurtrières de l'enfance, vous l'exercerez à
réagir contre le mal qui à chaque instant peut
l'atteindre; et à mesure que les infiniments
petits agiront, vous verrez sa force vitale
grandir, et défier les maladies, comme ces
montagnards qui prenant souvent en petite
quantité de l'arsenic, sont magnifiques de santé,
et ne craignent nullement les poisons. A tout
âge les préservatifs sont utiles.

Ayez confiance, mères de famille auxquelles
je m'adresse plus particulièrement, dans l'es-
poir que les générations nouvelles se déga-
geront enfin des maladies héréditaires en si
grand nombre, dont elles sont victimes, par
l'impuissance de la médecine allopathique qui
refoule le mal au lieu de le guérir. N'hésitez pas,
mères de famille; ayez confiance aux petites
doses : nous avons acquis la certitude qu'elles
font toujours du bien et ne nuisent jamais.

X

Choix de témoignages divers sur la valeur des formules algébriques et des médicaments brésiliens.

Caire, le 20 décembre 1856.

Mon cher docteur,

Grâce aux formules logarithmiques, par lesquelles vous exprimez d'une manière aussi simple qu'ingénieuse l'action des réactions homœopathiques, la difficulté d'un médicament se trouve presque entièrement dissipée et les gros volumes de matière médicale sont devenus inutiles pour le praticien s'ils ne le sont pas pour le théoricien, qui pourrra y vérifier ces mêmes formules. Voilà un pas immense de fait, et la science homœopathique débarrassée du faux savoir de ses adeptes, est devenue aussi radieuse de clarté qu'autrefois diffuse et pleine d'empirisme. La classification que vous avez faite pour les trente-deux médicaments polychrestes, est d'une importance immense, en ce qu'elle donne à chaque remède sa véritable valeur. En effet, quelle différence énorme n'y a-t-il pas entre Pediculus et Elaps ? Le premier n'attaque, pour ainsi dire, que la périphérie du corps, tandis que le second va chercher les maladies dans les plus profonds replis de l'organisation, et se prête de préférence à combattre les maladies rebelles à tout autre traitement, justement parce ou'il entre plus avant dans l'organisme.

Je ne prends ici à preuve de ce que j'avance, que les

sommités de la liste des polychrestes (1), parce qu'elles
offrent en raison de la place qu'elles occupent dans la
série de cette classification, la plus grande différence
dans leurs effets sur la force vitale de l'homme ; mais
il n'est pas moins avéré qu'une différence pareille existe
à un degré plus ou moins fort parmi tous les médicaments.

Agréez, cher docteur l'expression de ma haute con-
sidération.

Baron de GOTTBERG.

————————

Caire, le 7 décembre 1856.

Mon cher docteur ,

Grâce aux médicaments que vous avez apportés du
Brésil, et dont vous répandez le bienfait partout où
votre vie de propagande homœopathique vous mène ;
grâce à la puissance de ces médicaments si soigneuse-
ment expérimentés par vous, j'ai pu guérir bon nombre
de souffrances, rebelles jusqu'alors à tous les traite-
ments ; et je viens vous remercier, au nom des malades
qui ont éprouvé l'efficacité de ces remèdes, du dévoue-
ment généreux que vous montrez pour les faire connaître et apprécier de plus en plus.

Voici, en peu de mots quelles maladies j'ai guéries
avec ces médicaments.

Bufo sahytiensis. Folie à la suite d'une frayeur.

Cannabis indica. Coma, à la suite du choléra; Maux de
tête. Vertiges de sciatique.

(1) Polychrestes veut dire, qui servent dans la plus grande
grande partie des circonstances.

Crotalus cascavella. Épilepsie; Choléra avec prédominance des convulsions.

Delphinus amazonicus. Gonflement hydropique des jambes.

Elaps Corallinus. Convulsions, à la suite d'excitations morales; Surdité; Dyssenterie; Metrorrhagie. Roideur de la nuque. Bien que ce médicament agisse et guérisse rapidement les symptômes secondaires qui se développent après l'avoir pris, et qui n'ont rien de commun avec la maladie qu'on traite, ceux-ci ont paru souvent fort alarmants et m'ont forcé, dans quelques cas, de donner des antidotes. Il est fort remarquable que ces symptômes secondaires se suivent presque dans le même ordre chronologique que vous avez indiqué dans votre pathogénésie brésilienne, de sorte que je pouvais prédire aux malades un peu trop alarmés, quels seraient les symptômes dont j'attendais l'apparition, et jamais je ne m'y suis trompé : ceci allait si loin que dans un cas de surdité, traité et guéri par ce médicament, j'annonçai d'avance la sortie de boulettes noires de cérumen durci, prédiction qui ne manqua pas de faire une certaine impression lorsqu'on vit qu'elle se réalisa.

Guano australis. Goutte; Dartres; Diarrhée.

Hippomane mancinella. Diarrhée; Choléra avec prédominance de selles.

Jacaranda caroba. Gangrène au gland; Siphylis secondaire; Chancres; Ulcères fistuleux; Dartres profondes. — C'est un véritable spécifique des maladies siphylitiques.

Janipha Manioth. Diarrhée chronique, accompagnée d'un gonflement des jambes fort volumineux et de douleurs à la plante des pieds tellement insupportables qu'elle empêchaient totalement la marche.

Lepidium bonariense. Cataracte; Surdité.

Ocymum Canum. Leucorrhée ; Suppression de l'urine à la suite du choléra.

Pediculus capitis. Toutes sortes de maladies de peau ; Teigne ; Boutons du Nil ; Furoncles ; Ulcération de la muqueuse du nez.

Petiveria tetrandra. Douleurs violentes dans les jambes et le dos, avec démarche courbée et impossibilité de se redresser, à la suite d'un refroidissement.

Spiggurus Martini. Énorme ballonnement du ventre ; Diarrhée.

Puisse le rétablissement de votre santé être la récompense de tant de guérisons, dues, au fond, à votre activité incessante pour le bonheur de l'humanité ; et puissiez-vous vivre de longues années encore, pour consolider ce que vous avez fait et pour animer par votre exemple bien des courages chancelants.

Je suis avec le plus grand respect,

Votre très-dévoué,

Baron de GOTTBERG.

———

Paris, le 28 juillet 1856.

Mon cher collègue,

Vous ne sauriez croire combien j'ai profité des idées neuves que vous prodiguez, avec une générositée iné-puisable, sur la pratique et la théorie de notre art. Séparé trop tôt de vous, il y a cinq ans, je me suis rabattu sur la lecture de vos ouvrages. Vous seriez alarmé si vous voyiez à quel état d'usure et de vétusté votre pathogénésie brésilienne a été réduite entre mes mains par des lectures prolongées. Je regarde la nou-velle matière médicale, que vous nous rapportez de

l'Amérique du Sud, comme la plus précieuse con-
quête de l'humanité à notre époque. Que de douleurs
j'ai soulagées avec vos médicaments lorsque je désespé-
rais de les guérir par les moyens anciennement connus.
Je ne suis point étonné des 400 guérisons merveilleu-
ses recueillies par Mᵐᵉ Liet, sur 4,000 malades qu'elle a
traités dans le département du Nord, par l'usage exclu-
sif de vos nouveaux médicaments. Quant à moi, j'ai
obtenu des effets vraiment prodigieux de plusieurs
d'entre eux.

Elaps Corallinus a guéri entre mes mains un ar-
treux et deux malheureux atteints d'une paralysie du
nerf auditif. Elaps me paraît le spécifique, le plus précieux contre la surdité. Je joins mon témoignage à
celui des médecins, qui ont relaté des guérisons de ce
genre dans le journal de la Société Gallicane.

J'ai aussi guéri un dartreux par l'usage d'Elaps.

Jacaranda Caroba est un vrai succédaire de Thuya,
il a guéri des excroissances sycotiques, des dartres et
affections syphilitiques.

Hura Brasiliensis a guéri des ophthalmies.

Solanun Oleraceum a guéri une angine.

Bufo Sahytiensis a de puissants effets psychiques.
Par lui j'ai rendu le calme à plusieurs esprits exaltés ou
ulcérés par l'injustice des hommes. Je l'emploierais
avec confiance dans plusieurs espèces de démence.

Ocymum Canum a guéri un catarrhe chronique de
la vessie.

Pediculus a guéri plusieurs maladies de la peau.
Bien sots ceux qui ont tourné en ridicule l'introduc-
tion de cet animalcule dans la thérapeutique ! Il sera
regardé un jour comme l'antipsorique par excellence.

Crotalus a guéri plusieurs aménorrhées et dysmé-
norrhées.

Je regrette bien que votre grand ouvrage sur l'homœopathie absolue, n'ait pas paru. Cet ouvrage aurait popularisé des idées qui ne sont connues que par vos disciples ; et l'homœopathie à peine ébauchée par Hahnemann, serait enfin apparue au monde dans la forme scientifique et définitive qu'elle a reçue de vous.

Quel malheur si les travaux manuscrits que vous possédez, venaient à périr dans un de ces voyages que vous entreprenez avec la témérité d'un simple soldat, vous qui devriez vous sauvegarder avec la prudence d'un grand général.

Je vous salue fraternellement,

V. BERNSTEIN.

TABLE

FIN.

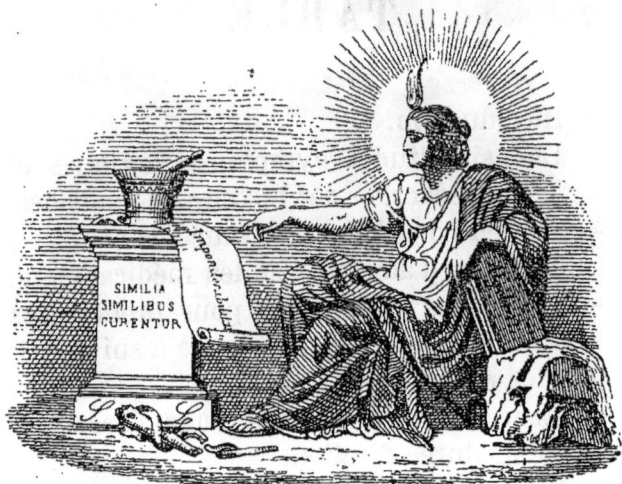

Propriété exclusive de l'auteur. — Réserve de tous droits de traduction et de reproduction.

Veuve **LIET**.

Pour tous renseignements chez l'auteur, Via Galata, casa Ponte 4, Porte 3, Gênes.

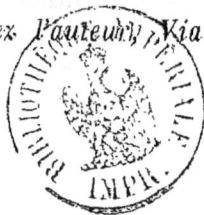

648. — Paris. Imp. de CH BONNET, et Cⁱᵉ, rue Vavin, 42.

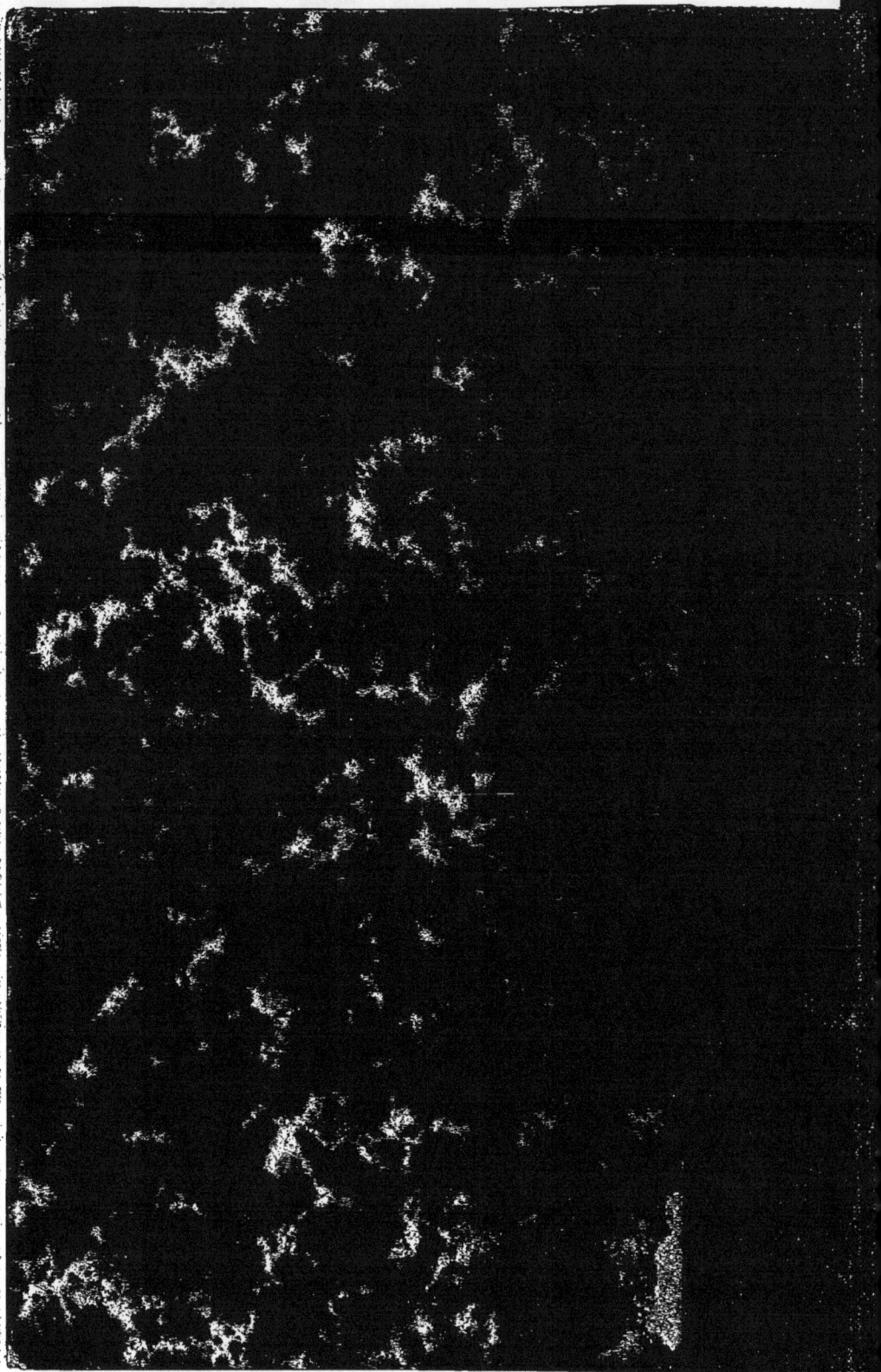